VUES

PROPHYLACTIQUES ET CURATIVES

SUR

LA FIÈVRE JAUNE,

EXTRAITES D'UN MÉMOIRE EN DATE DU 31 DÉCEMBRE 1823, INTITULÉ :

TOPOGRAPHIE PHYSIQUE ET MÉDICALE DE FLORENCE ET D'UNE PARTIE DE LA TOSCANE.

PAR

LE CH.ᵉʳ FOUREAU DE BEAUREGARD,

DOCTEUR EN MÉDECINE DE LA FACULTÉ DE PARIS, MÉDECIN HONORAIRE DES DISPENSAIRES, ETC., ETC.

Présentées à l'Académie royale de Médecine et à l'Académie royale des Sciences de l'Institut de France.

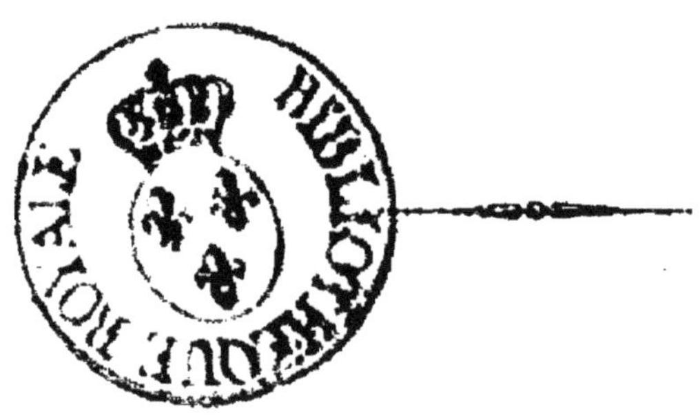

PARIS,

IMPRIMERIE DE GUIRAUDET, RUE SAINT-HONORÉ, Nº 315, EN FACE SAINT-ROCH.

—

1826.

VUES

PROPHYLACTIQUES ET CURATIVES

SUR

LA FIÈVRE JAUNE.

***

PARTIE PROPHYLACTIQUE.

Sans entrer dans le fond d'une question où chaque parti allègue des faits à l'appui de son opinion, la question de la faculté contagieuse de la fièvre jaune, je m'arrêterai à des observations qui me paraissent propres à concilier les deux opinions, en suggérant un moyen préservatif qui cadre avec l'une aussi-bien qu'avec l'autre, et qui aurait pour résultat certain de faire cesser en vingt-quatre heures tout danger de communication de ce fléau.

La fièvre jaune n'est point contagieuse en Amérique : ce fait est constaté par le témoignage d'un grand nombre d'hommes pleins de lumières et d'impartialité. Cette maladie s'est montrée contagieuse en Espagne et en Italie; accordons aux non-contagionistes que les foyers d'infection ont contribué à sa propagation dans ces dernières contrées. Depuis plus de neuf ans, je vis parmi des témoins impartiaux, médecins et autres, qui observèrent la fièvre jaune en 1704 à Livourne : *tous s'accordent à reconnaître que sa faculté contagieuse cessait à une certaine distance de la mer*. En effet, plusieurs milliers d'habitans de Livourne sortirent de la ville avant l'établissement du cordon sanitaire : quelques uns avaient déjà la maladie et celle-ci parcourut ses périodes à Florence, à Sienne, à Pise. On cite plusieurs de ces malades qui succombèrent ; mais *aucun ne la communiqua* aux médecins ni aux amis qui l'assistèrent. La garnison française et son hôpital militaire qui contenait des malades et des convalescens de la fièvre jaune furent évacués sur Pise : la maladie cessa de se propager aussitôt après ce déplacement. Pise est éloigné de Livourne de quatorze milles; sa distance de la mer, en ligne directe, est à peine de huit à dix milles. M. le docteur Louis Valentin a rapporté les mêmes faits dans son Voyage médical en Italie ; nous les avons puisés à la même source.

Le fait de la cessation de la faculté communicative de la fièvre jaune à quatre ou cinq lieues de distance de la mer étant une fois admis (et je doute qu'il puisse être contesté par des faits bien avérés), il sera, je le répète, bien moins important d'approfondir l'origine exotique ou indigène de cette maladie : il suffira que l'existence de la fièvre jaune dans un port, ou sur un bâtiment qui se présente pour y entrer, soit constatée, pour que les mesures les plus promptes doivent être prises à l'effet d'empêcher sa propagation ; et puisque l'éloignement du rivage de la mer remplit cette indication, il convient de l'effectuer immédiatement. Mais, dira-t-on, l'autorité publique peut-elle s'en rapporter, pour l'exécution de cette mesure, à l'intérêt individuel des malades pour leur conservation, et confiner ces malades, dans tel délai, à telle distance de la mer? Non, assurément : le devoir de l'autorité est de donner un asyle à ceux qui n'en ont pas dans le lieu fixé pour le placement des malades de la fièvre jaune. Le transport des malades devra être effectué de manière que chaque voiture ou charrette ne contienne qu'un seul malade; et attendu que la distance à parcourir est la même que celle de Paris à Versailles, un pareil transport peut être exécuté facilement en un jour, surtout dans la belle saison qui est celle où toujours la fièvre jaune se déclare *.

Ce que je dis relativement à la distance au delà de laquelle la fièvre jaune perd sa propriété contagieuse s'applique à la Méditerranée, qui n'a point de flux et reflux sensibles journellement. Je n'ignore pas les ravages que cette maladie fit à Philadelphie en plusieurs circonstances, mais surtout en 1793, lorsque deux Français, M. Etienne Girard et M. Devèse, y acquirent tant de droits à la reconnaissance publique. On sait aussi que le flux de l'Océan se fait sentir dans les eaux de la Delaware, non seulement à Philadelphie, mais même au-dessus. Il est surtout curieux de remarquer que le cordon sanitaire établi par l'Etat voisin cessa d'être jugé nécessaire à douze ou quinze milles au-dessus de Trenton, ville où le flux de la mer cesse de se faire sentir dans le fleuve. Ce fait se lit dans une relation imprimée il y a trente ans; mais je crois que personne avant moi ne l'avait fait servir à constater les limites de la

---

* On ne s'exagérera pas un inconvénient qui se borne à interdire au public le passage sur cette portion de quatre ou cinq lieues de route pendant le temps nécessaire au transport des malades : on sait qu'un événement naturel, et qui ne se répète pas moins de quatre fois en dix ans, le débordement de la Marne, sur la route de Paris à Boissy-Saint-Léger, intercepte pour un temps beaucoup plus long une semblable portion de cette route qui sert à la communication de la capitale avec la Suisse et l'Allemagne.

faculté communicative de la fièvre jaune. Je pense donc que le rivage d'un fleuve où l'eau de la mer fait sentir sa présence doit être considéré comme le rivage de la mer elle-même, sous le rapport de la faculté que la fièvre jaune a de s'y propager, et je proposerais que les malades fussent transportés dans l'intérieur du pays, à la distance de quatre ou cinq lieues du rivage de ce fleuve.

On ne conclura pas de ce qui précède que je condamne l'établissement des lazarets pour la fièvre jaune : on doit voir au contraire que j'en démontre la nécessité, mais que je les conçois sur un plan nouveau. Mon programme ne présente que deux conditions à remplir.

La première est que le lazaret soit placé à une distance convenable de la mer ou du rivage des fleuves dans lesquels l'eau de la mer donne des preuves de sa présence.

La seconde est l'isolement des malades. Cette dernière condition serait remplie en construisant un bâtiment d'une longueur arbitraire, dont les murs s'étendraient du levant au couchant. Ce bâtiment serait divisé, dans le sens de sa longueur, par une cloison en deux parties inégales : la plus petite, qui servirait seulement de corridor, aurait son exposition au midi ; la partie la plus grande serait elle-même divisée par des cloisons en autant de chambres que l'on voudrait y placer de malades. Chaque chambre aurait une fenêtre à l'exposition du nord ; la porte de ces chambres serait en face de la fenêtre, pour favoriser la ventilation, et le mur du corridor exposé au midi serait percé d'un nombre de fenêtres égal seulement à la moitié de celles de l'autre mur. Le nombre des étages au-dessus du rez de chaussée serait proportionné à l'étendue des besoins présumés. On doit laisser au génie de l'architecte le placement des autres parties nécessaires au service de l'établissement ;

mais s'il construisait plusieurs bâtimens destinés à recevoir les malades, il devrait, en se conformant à la seconde condition ci-dessus indiquée, les disposer parallèlement, à une distance telle que la ventilation de chacun d'eux ne fût pas gênée par la trop grande proximité de l'autre. Il sentirait aussi la nécessité de les faire communiquer entre eux et avec les autres parties de l'établissement seulement par le rez de chaussée et par des portiques ouverts, évitant de former des cours, afin d'obtenir la plus grande ventilation possible. La construction d'un pareil édifice pour cent cinquante malades, à cinq lieues de Marseille, suffirait pour la Méditerranée. Deux autres, chacun pour cent malades, seraient nécessaires aux rives de l'Océan, l'un à proximité de Bordeaux, l'autre aux environs du Havre.

Le peu de mots qu'on a lus dans ce mémoire sur le typhus, à l'article *des maladies épidémiques,* suffit pour me placer dans le nombre des médecins qui ne croient pas que cette maladie soit *essentiellement* contagieuse. Son innocuité, sous ce rapport, quand elle est sporadique, ainsi que je l'ai observé comme tous les praticiens, démontre cette vérité mieux que les raisonnemens. Il n'en est pas ainsi dans les cas d'épidémie, lorsque le désir d'arrêter la propagation de ce fléau décide les gouvernemens à prendre des mesures générales : alors le manque d'un local préparé d'avance pour soigner chaque malade dans une chambre séparée produit un résultat précisément contraire à celui que l'on s'était proposé : le typhus, d'épidémique qu'il était, devient contagieux par la réunion des atmosphères individuelles des malades en un vaste foyer d'infection, et moissonne une grande partie des êtres courageux qui se mettent en contact avec les malades ainsi rassemblés. C'est ce que je pus observer à Florence en 1817.

(8)

Pour conclure, je ferai une distinction qui me paraît propre à trancher le nœud d'une question délicate dont j'ai éludé à dessein la discussion quand il s'est agi de proposer des vues sur la construction des lazarets. Je distinguerai les maladies contagieuses en deux classes : je place dans la première classe celles qui sont *contagieuses par contact d'un seul malade, ou par atmosphère individuelle*, telles que la peste, la petite-vérole, la rougeole, la coqueluche, etc.; et je forme la seconde classe des maladies qui sont *contagieuses par atmosphère collective*, telles que le typhus et la fièvre jaune, en ajoutant que la proximité de la mer favorise éminemment la propagation de cette dernière maladie. Vainement un auteur pour lequel je professe la plus parfaite estime * a-t-il imaginé les mots foyer d'infection pour les substituer au mot contagion, puisqu'il convient que la fièvre jaune se propage lorsque le foyer d'infection existe soit dans une réunion de malades, soit dans des égouts, dans des immondices, des plages vaseuses vaporisées par la chaleur, etc.: c'est au foyer d'infection provenant de l'accumulation des malades dans les lieux privés d'une ventilation suffisante que je donne le nom d'atmosphère collective. Mais peut-on refuser à cette atmosphère collective le nom de contagieuse? Je ne le pense pas. Je n'ajoute plus qu'un mot relativement aux mesures prophylactiques contre la fièvre jaune, et ce mot est une simple conjecture que je prie les observateurs de vérifier. Je pense que le besoin de désinfecter les effets et les marchandises se rapporte seulement à la première classe des maladies contagieuses, c'est-à-dire à celles qui se communiquent par atmosphère individuelle.

---

* M. le docteur Valentin, de Nanci.

PARTIE CURATIVE.

Il y a six ans (ce fut en octobre 1817) que j'intoduisis dans la pratique de la médecine, à Florence, un médicament précieux qui n'y avait été connu, quelques années auparavant, que par des extraits de gazettes : je veux parler de la ratanhia (krameria triandra *). Une dame espagnole, madame la marquise d'Hariza, duchesse douairière de Berwick, qui se trouvait à Florence dans l'été de 1817, et qui m'honorait de sa confiance, m'entendit regretter de n'avoir trouvé la ratanhia ni dans les pharmacies de Rome ni dans celles de Florence : elle eut la bonté de me donner plus de la moitié de sa provision personnelle d'extrait de cette plante préparé à Lima, au Pérou, et me fit donner par le chirurgien espagnol qui l'accompagnait des indications au moyen desquelles plusieurs pharmaciens de Florence firent venir de la ratanhia. Ce médicament, encore accrédité quelques mois après par un médecin distingué de cette ville, M. le docteur Bertini, y est devenu usuel. Ce que je savais des propriétés de la ratanhia, je le devais à la bienveillance d'un de nos célèbres confrères, M. le docteur Bourdois de la Motte, qui m'avait donné dans le temps un exemplaire de sa traduction du mémoire espagnol sur cette plante. Je ne grossirai point ce mémoire du récit de l'efficacité de la ratanhia contre les hémorrhagies : elle est généralement connue. Je dirai seulement que je l'ai employée un grand nombre de fois à Paris, à Florence, en Autriche, dans toutes les hémorrhagies, l'épistaxis exceptée, sans qu'elle ait jamais trompé mon attente. Au mois

---

* Appelée *ratacnia* au Pérou.

de décembre 1821, me rappelant le succès prodigieux que j'avais obtenu six mois auparavant de la ratanhia, dans une hématémèse où le malade avait rendu en peu d'heures soixante-dix-huit onces de sang, et réfléchissant en même temps aux hémorrhagies qui accompagnent et terminent la fièvre jaune, maladie qui fixait alors spécialement mon attention, parce qu'elle venait de dévaster Barcelone, je conçus l'espérance que la ratanhia serait un remède puissant contre la fièvre jaune, que je considérais comme une maladie hémorrhagique. J'ai su depuis que mon très-honoré confrère et ancien ami M. le chevalier Keraudren a vu cette maladie sous le même aspect : ce n'a pas été pour moi une médiocre satisfaction de voir mes idées sur la nature hémorrhagique de la fièvre jaune partagées par un médecin aussi distingué.

On sait que le précepte des médecins espagnols est d'administrer dans les hémorrhagies la ratanhia sous forme acéteuse ; ils font dissoudre une drachme d'extrait de cette plante dans deux onces de vinaigre commun, et font boire cette dose en trois fois, à deux heures d'intervalle. C'était à ce mode d'administration qui m'a toujours réussi que je m'étais arrêté. Mon projet étant favorisé par la découverte faite dans la ratanhia d'un acide particulier, qui reçut le nom de kramérique, j'entrai en correspondance avec M. Peschier, chimiste à Genève, auteur de cette découverte. Ses dernières réponses me détournèrent de l'idée d'employer l'acide kramérique, à cause de sa cherté, au traitement de la fièvre jaune. C'est un des principaux motifs qui ont retardé jusqu'à l'époque actuelle (décembre 1823) la publicité de ma proposition. Si l'expérience justifie l'espoir que j'ai conçu de cette application nouvelle de la ratanhia, je ne puis regretter un retard qui me met dans le cas de communiquer mes idées à la compagnie savante à laquelle ce mémoire est destiné, et de solliciter ses lumineuses réflexions sur un objet si important.

MODE D'ADMINISTRATION.

Dans la période d'invasion de la fièvre jaune, je propose de donner pour boisson ordinaire la limonade, ou plutôt l'oxycrat ratanhique (on préparera le vinaigre ratanhique soit par la solution de l'extrait, suivant la méthode espagnole, soit avec la racine de ratanhia concassée, mise en digestion dans le vinaigre, suivant la méthode usitée pour le vinaigre scillitique, avec ou sans addition d'eau-de-vie). Plus tard, lorsque l'ictère commence, et que le vomissement noir est imminent, je propose de donner, deux ou trois fois par jour, la potion dite fermentante de Rivière, chaque dose avec trente-deux grains de carbonate de potasse parfaitement neutre et n'absorbant pas l'humidité de l'air ; on devra dissoudre ces trente-deux grains de carbonate dans les deux tiers d'un verre d'eau sucrée et aromatisée avec une cuillerée à café d'eau distillée simple de menthe ou de fleur d'oranger; et pour faire mousser cette eau, on y jettera une cuillerée à soupe de vinaigre ratanhique, ou un peu moins si le vinaigre est très-fort. Le malade devra boire ce mélange assez rapidement, non seulement pour avaler toute la mousse, mais même de manière que celle-ci achève de se développer dans l'estomac. On voit que cette boisson écumeuse est une espèce de *soda-water* ratanhique. Ainsi modifiée, la potion anti-émétique de Rivière forme un acétate de potasse, une terre foliée de tartre ex-temporanée. A la propriété du gaz acide carbonique, éminemment sédative de l'estomac, elle réunit celle de la terre foliée de tartre, reconnue par les praticiens pour le plus puissant remède des affections du foie, et enfin la propriété anti-hémorrhagique de la ratanhia. Dans la dernière période de la fièvre jaune, je donnerais par gouttes l'eau de Rabel kramérique et l'éther kramérique. Ces préparations, M. Peschier m'a assuré qu'elles peuvent être faites avec son acide dont le mode d'extraction a été par lui publié, et recueilli par M. Thompson dans son Traité de chimie. On doit présumer, d'après ce qui vient d'être dit, que *l'usage de l'oxycrat ratanhique pendant les mois qui précèdent l'époque ordinaire de l'invasion de la fièvre jaune serait un excellent préservatif contre cette terrible maladie*, dans les contrées où elle est endémique.

———————— ————————

Ce qui suit n'a pas été compris dans le rapport fait le 18 avril 1826 à l'Académie royale de médecine, sur le Mémoire intitulé : *Topographie physique et médicale de de Florence*, etc., par M. le docteur Espiaud, au nom d'une commission nommée par la section de médecine.

Florence, 31 décembre 1825.

Je sais que je me suis exposé au reproche d'empirisme en proposant l'application de la ratanhia au traitement de la fièvre jaune, sans donner à ma proposition l'appui d'une théorie nouvelle. J'avais cédé, je l'avoue, à la défiance que j'ai de mes propres forces quand il s'agit d'idées théoriques. Cette réserve, que près de vingt-cinq ans de pratique n'ont pu vaincre, m'avait paru excusable, surtout ici où je traite d'une maladie que je n'ai pas été dans le cas d'observer moi-même. Deux amis éclairés auxquels j'ai adressé, à Paris, mon travail, pour le présenter à l'Académie, ont pensé différemment: ils ont cru que je devais à cette compagnie savante l'exposé des raisons qui m'ont conduit à proposer ce nouveau plan de traitement. Je cède à leurs conseils.

J'ai dit que la fièvre jaune est une maladie hémorrhagique : par-là je n'entends pas dire seulement que l'hémorrhagie se compte parmi ses symptômes, mais bien que l'hémorrhagie est le *but* auquel tend le travail de la maladie, malgré la résistance que lui opposent les forces de la vie; combat souvent infructueux, dont le tableau est tracé à nos sens par les symptômes propres à cette maladie. Ces efforts vitaux caractérisent à mes yeux une inflammation, mais une inflammation de la nature de celles qui s'observent dans les pays chauds, et qui, à mon avis, diffère essentiellement de celles que nous voyons en Europe. Je suis persuadé qu'une des causes qui s'opposent le plus à ce que les médecins d'Europe s'entendent avec ceux qui exercent aux Indes Orientales et Occidentales sur les maladies habituelles à ces derniers climats, c'est que, parmi nous, le mot inflammation suffit pour décider du traitement qui est toujours l'anti-phlogistique, parce que nous regardons les inflammations des Indes avec notre prisme européen. On ne saurait dire assez combien a été fatale, dans les Indes, l'application des théories de l'Europe au traitement des maladies inflammatoires de ces climats.

La différence la plus remarquable qui existe entre l'inflammation observée aux Indes et l'inflammation observée en Europe se manifeste dans les effets de cette maladie. Dans nos contrées, outre les altérations que l'inflammation produit dans les tissus qui lui ont servi de siége, on trouve des tissus de création nouvelle, des membranes accidentellement produites par une concrétion de fluides. Dans les Indes, au contraire, on n'observe jamais de tissus nouvellement composés; quoique la chaleur ne manque pas pour concréter l'albunium; la tendance des fluides n'est jamais vers la concrétion, toujours vers la dissolution. La longévité est rare dans ces climats. Je ne serai pas démenti par les médecins qui ont pratiqué dans les Indes si je dis que les deux tiers des maladies de ces climats se terminent par des hémorrhagies; la dyssenterie entre, comme on sait, pour beaucoup dans ce calcul. Si l'observation a montré que le sang y est plus disposé à l'exhalation qu'en Europe, on est forcé de reconnaître que l'influence des climats chauds place ce fluide dans des conditions différentes de celles où il est en Europe, quand une cause occasionelle fait éclater l'inflammation dans l'économie animale. C'est donc parmi les causes prédisposantes qu'il faut chercher la source de cette différence qui s'observe dans les effets de l'inflammation. Serait-il permis de croire, par exemple, que la chaleur dépouille le sang d'une partie de la force de cohésion dont jouissent les élémens qui le composent, sous des latitudes tempérées? S'il en est ainsi, l'on concevra comment aux Indes le travail des maladies inflammatoires est si rapide: c'est parce qu'au moment de leur invasion, ces maladies, les hémorrhagiques en particulier, trouvent le sang dans des conditions telles que l'effort hémorrhagique, le *molimen hæmorrhagicum*, dont l'objet est de vaincre la cohésion des élémens du sang, n'est pas nécessaire comme dans nos climats. Lorsque la modification prédisposante du sang n'est pas complète, alors seulement ce *molimen* est nécessaire; mais dans ce cas même il n'existe que pour un instant physique presque indivisible: c'est ce qui rend si fugitive (1) l'occasion d'em-

---

(1) *Occasio præceps*, dit Hippocrate, qui pratiquait dans les pays chauds. Son aphorisme 62 de la 4ᵉ section est-il applicable à la fièvre jaune?

ployer utilement la saignée pour le traitement des maladies inflammatoires sous les tropiques. On observe la même rapidité de symptômes dans les contrées qui avoisinent les tropiques et dans les pays qui leur ressemblent à cause des accidens du terrain, comme l'Andalousie. Par-là nous concevons pourquoi, au port du Passage, pays de l'Europe le plus septentrional où l'on ait observé la fièvre jaune, la saignée et en général le traitement antiphlogistique ont été utiles, tandis que dans les pays plus méridionaux cette méthode est constamment meurtrière ; enfin ceci explique comment cette même méthode réussit en Europe contre le cholera-morbus vrai. Dans cette maladie, comme dans toutes les inflammations, c'est seulement après avoir abattu l'éréthisme, *fracta phlogosi*, que nous pouvons employer l'opium, tandis qu'aux Indes il faut commencer le traitement par l'opium uni au calomel, si l'on veut guérir le cholera, qui devient mortel sous la saignée. Il en est de même du woba, inflammation vive des intestins qui s'observe aux Indes Orientales, que l'on guérit avec une once d'eau-de-vie jointe à la limonade minérale.

Frappé de cette différence qui se remarque dans la marche et dans les effets de l'inflammation, suivant que cette maladie s'observe aux Indes ou en Europe, et confirmé par les récits d'hommes dignes de foi qui ont habité les Indes dans l'opinion que cette différence dépend de la diminution de la force de cohésion des élémens du sang sous l'influence d'un climat ou d'une saison brûlante, je méditai, ainsi que je l'ai dit, à la fin de 1821, sur le moyen de neutraliser cette influence par un médicament capable de restituer au sang sa force de cohésion, et je crus l'avoir trouvé dans la ratanhia. Ce remède m'a constamment réussi dans les hémorrhagies actives comme dans les passives.

J'entends par les premières celles où le *molimen hæmorrhagicum* subsiste encore. Je n'ai jamais rien observé de fâcheux après avoir arrêté ces hémorrhagies avec la ratanhia. Je ne sais si en unissant cette substance au vinaigre les médecins espagnols ont suivi une tradition péruvienne ; mais la raison qui me fait préférer ce mode d'administration, c'est que cet acide est un de ceux qui favorisent le plus la cohésion du sang, si même il n'est le seul doué de cette propriété parmi les acides végétaux.

On me demandera si j'ai la prétention de présenter le vinaigre ratanhique comme un remède préservatif et curatif de toutes les maladies qui paraissent affectées aux climats chauds, telles que la peste, la fièvre jaune, le cholera-morbus, la dyssenterie. Je réponds que je n'ai point de prétentions ; mais qu'étant mu par le désir d'être utile à l'humanité, je me réjouirais si la proposition que j'ai faite de la ratanhia comme principal moyen préservatif et curatif de la fièvre jaune pouvait être étendue à d'autres maladies.

Je n'ai pas d'autre but en présentant mes idées à l'Académie que d'appeler l'attention des médecins et des amis de l'humanité sur deux points (la prophylactique et le traitement de la fièvre jaune) qui paraissent avoir été moins approfondis dans ces derniers temps que la question de sa contagion, quoique toutes ces questions aient des points de contact multipliés. J'ai surtout été décidé à chercher un moyen préservatif qui cadrât avec les deux opinions, par la persuasion où je suis que le but ne peut être atteint en construisant un lazaret, ou plutôt un hôpital pour la fièvre jaune, près de la mer, comme celui que l'on exécute dans l'île de Ratoneau, en avant du port de Marseille. Pour ce qui est de la partie de mon travail que j'ai appelée curative, je ne crois pas avoir besoin de prouver l'innocuité de la ratanhia, dont l'usage est connu de tous les praticiens. Je ne crois pas plus nécessaire l'apologie du mode d'administration que je propose. L'oxycrat est en usage depuis et peut-être avant Hippocrate. La potion anti-émétique de Rivière, qui est le citrate de potasse, a des succès prodigieux dans les fièvres typhoïdes et dans toutes les maladies où l'irritation de l'estomac est portée à son comble. On ne contestera pas, je pense, l'avantage que présente l'acide sulfurique alcoolisé (eau de Rabel) dans les hémorrhagies les plus fâcheuses. Pourquoi refuserait-on la même propriété à l'acide kramérique alcoolisé ou bien éthérifié? M. Peschier nous assure que cet acide l'emporte sur le sulfurique en stipticité. Je le préfère, parce que c'est un acide végétal, et je n'en propose l'usage que dans les cas désespérés,

Pour la préparation de la potion fermentante de Rivière. je ne préfère point le bi-carbonate de potasse au bi-carbonate de soude qui contient plus d'oxygène que le premier. Je dis ceci pour les médecins qui pensent devoir combattre le miasme de la fièvre jaune par des médicamens riches en oxygène, telles que les préparations de mercure. Je me suis assuré que, par suite d'un long séjour du mercure doux et même du sublimé dans le vinaigre ratanhique, à la température de quarante degrés (Réaumur), aucune action chimique n'a lieu entre ces substances.

L'usage que je propose du vinaigre ratanhique peut également se concilier avec les idées des praticiens qui placent leur confiance dans les sudorifiques pour le traitement de la fièvre jaune : je leur proposerai, dans ce cas, de faire préparer avec le vinaigre ratanhique, en place de vinaigre commun, l'acétate d'ammoniaque ou esprit de Mindérérus, l'un des médicamens sudorifiques les plus en usage dans fièvres typhoïdes.

Paris, 1er décembre 1825.

Rentré en France par Marseille, au mois de mai dernier, j'ai pu voir l'hôpital bâti pour la fièvre jaune, dans l'île de Ratoneau. On est forcé de reconnaître dans cet édifice un modèle parfait de ce genre de construction, dont l'antiquité ne nous a pas laissé de type. Le plan fut étudié et concerté à Paris entre le conseil supérieur de santé et l'un des plus habiles architectes de France, M. Penchaud, qui l'a fait exécuter. Je critiquerai toutefois le placement de l'hôpital de la fièvre jaune, non à cause du manque d'eau douce dans l'île, puisqu'on y a suppléé par d'immenses citernes, mais parce qu'il est bâti au milieu de l'atmosphère de la mer. Il est aujourd'hui reconnu que le voisinage de la mer, et même celui des grands fleuves non loin de leur embouchure, favorisent singulièrement la propagation de la fièvre jaune. A l'époque où le conseil supérieur de santé arrêta le plan de l'hôpital à construire dans l'île de Ratoneau, cette vérité n'avait pas acquis le degré d'évidence auquel elle est parvenue depuis. Je souhaite que mes recherches sur la fièvre jaune de Livourne aient pu contribuer à la démonstration de ce fait, qu'à une certaine distance de la mer, la fièvre jaune perd sa faculté contagieuse, et je pense que le gouvernement de Toscane ne se refuserait pas à une enquête judiciaire sur cet objet, si cette enquête était jugée nécessaire. On jugera que son résultat serait conforme à mon assertion, si l'on veut remarquer que M. le chevalier Palloni, célèbre médecin de Livourne, qui fut en 1804 surintendant des mesures employées contre cette terrible maladie, et qui soutient une opinion opposée à la mienne, *n'a pu trouver un seul exemple* de propagation de la fièvre jaune par les malades qui s'échappèrent de Livourne, et qui furent mourir dans l'intérieur des terres. Dans le dernier opuscule qu'il a imprimé sur cette matière, en réponse aux questions que lui faisait l'intendance de la santé de Marseille, il va chercher en Espagne des preuves de la contagion de la fièvre jaune loin de la mer et des fleuves. A ce défaut principal de l'hôpital de Ratoneau, celui de son placement au-milieu de la mer, qui s'oppose à ce qu'il remplisse son objet, j'ajouterai le manque d'isolement des malades : en effet chacune de ses trois salles offre la réunion de vingt-quatre malades distribués en quatre groupes. Il résultera nécessairement de cette réunion une atmosphère collective qui est une des conditions les plus favorables à la communication de la fièvre jaune, tandis qu'une atmosphère individuelle serait impuissante pour la propager.

L'île de Ratoneau a été unie à l'île de Pomègue par le moyen d'une digue appelée digue de Berri, pour former entre les deux îles un port qui a reçu le nom de port Dieudonné, destiné à la quarantaine des vaisseaux contaminés par la fièvre jaune. La construction de l'hôpital de la fièvre jaune a coûté 630 à 650 mille francs, et la digue de Berri 4 millions; mais depuis que ces sommes ont été dépensées, on a reconnu que le port Dieudonné est exposé, dans une grande partie de son étendue, au vent du sud-est, qui souffle presque habituellement dans ces parages. Pour le garantir de ce vent, on projette la construction d'une nouvelle digue à l'autre extrémité des deux îles, en y laissant une simple passe pour l'entrée des vaisseaux. Cette digue serait dans une situation presque parallèle à celle de Berri, mais infiniment plus étendue, et paraît devoir nécessiter une dépense de 7 millions. Dans cet état de choses, à la question médicale vient se joindre une question économique, celle de savoir si l'on ajoutera une nouvelle dépense de 7 millions à la dépense déjà faite de plus de 4 millions et demi, pour un objet que l'induction tirée des faits observés en Amérique et en Europe fait regarder comme impossible à remplir; ou bien si l'on abandonnera le projet, malgré l'énormité des sommes dépensées. Je reconnais que je suis tout-à-fait sans mission pour décider une question qui embrasse de si hauts intérêts; mais je ne crois pas m'exposer au reproche de témérité en proposant mes vues en toute humilité.

Je pense qu'il faut renoncer au projet de se servir, pour la fièvre jaune, de l'hôpital qui vient d'être construit dans l'île de Ratoneau, et que le but préservatif et curatif que l'on s'est proposé ne sera sûrement, j'ose dire même infailliblement atteint, qu'en construisant un nouvel hôpital à quelques lieues du rivage de la mer. Cette construction pourra s'effectuer avec la moitié ou les deux tiers du prix que l'édifice de Ratoneau a coûté. La nécessité où l'on a été de transporter dans cette île non seulement tous les matériaux, mais même l'eau douce pour faire le mortier, en a élevé le prix.

Je proposerais que l'hôpital de Ratoneau, si admirablement construit, devînt le lazaret de la peste : cela pourrait s'exécuter sans nécessiter la construction de la nouvelle digue, évaluée à 7 millions. Le nombre des bâtimens susceptibles d'être mis en quarantaine pour suspicion de peste étant beaucoup plus petit que celui des vaisseaux contaminés par la fièvre jaune, on pourrait faire stationner ces bâtimens suspects de peste dans le port Dieudonné, vers l'angle formé par la digue de Berri et l'île de Ratoneau, où ils seraient abrités des vents; et la station de quarantaine actuellement à l'usage des bâtimens suspects de peste, sur un autre point de l'île de Pomègue, serait affectée aux bâtimens suspects de la fièvre jaune, en attendant que l'expérience ait prononcé sur l'opinion que j'ai émise, savoir, que la nécessité de désinfecter les effets et marchandises n'existe pas relativement à la fièvre jaune qui n'est contagieuse que par atmosphère collective, mais seulement par rapport aux maladies contagieuses par atmosphère individuelle, comme la peste, etc. Il résulterait de ce changement de disposition des avantages immenses : le premier serait d'éloigner de la ville de Marseille le lazaret de la peste, à la distance de près de deux lieues en mer, et le second de rendre disponible le local actuel de ce lazaret, dont la vente produirait des sommes capables de couvrir les dépenses déjà faites à Ratoneau et les dépenses à faire pour la construction du nouvel hôpital de la fièvre jaune dans l'intérieur des terres. J'ai parlé plus haut de l'économie de 7 millions pour la nouvelle digue, qui, dans le système adopté, est indispensable, tandis qu'elle est inutile dans le plan que je propose.

De retour à Paris, j'ai lu l'histoire médicale de la fièvre jaune de Barcelone, qui n'était parvenue à ma connaissance, en Toscane, que postérieurement à la rédaction de mon mémoire, et seulement par des extraits insérés dans les journaux de médecine. Deux choses m'ont particulièrement frappé dans cet ouvrage remarquable sous tant de rapports, savoir, la circonstance de la propagation de la fièvre jaune à Tortose, et la réflexion des auteurs de l'ouvrage au sujet des hémorrhagies qui s'observent dans la fièvre jaune.

1° Le fait de la communication de la maladie à Tortose ne s'accorde pas entièrement avec les faits que j'ai recueillis sur la fièvre jaune de Livourne; mais la différence n'est pas grande. J'ai dit que cette maladie perd sa qualité con-

tagieuse à quatre ou cinq lieues de la mer : l'Histoire médicale de la fièvre jaune de Barcelone atteste qu'elle l'a conser-
vée une lieue plus loin, Tortose étant à la distance de cinq
à six lieues de la mer. On sait combien il est difficile de
fixer une notoriété, surtout dans un pays agité par des trou-
bles politiques, je ne chercherai pas toutefois à infirmer la
notoriété invoquée par les auteurs sur un fait qu'ils n'ont
pu observer eux-mêmes : je me bornerai à inférer du fait
de Tortose que l'asyle à établir pour éteindre la faculté contagieuse de la fièvre jaune doit être placée à sept lieues de
la mer, et non à la distance de cinq lieues que j'avais crue
suffisante, d'après les faits observés en Toscane.

2° Les hémorrhagies qui s'observent dans la fièvre jaune,
ce que disent les auteurs de l'Histoire médicale, à la
page 429, suffit pour prouver qu'ils regardent, ainsi que
moi, ces hémorrhagies comme imprimant à la maladie un
cachet pathognomonique, si j'ose m'exprimer ainsi. Il n'y a
pas loin de là à l'opinion que j'ai émise, et qui a servi de
base à mon travail sur la prophylactique et la curation de
la fièvre jaune, savoir, que la maladie est *essentiellement*
hémorrhagique, une sorte de scorbut très-aigu qui se rat-
tache à une cause prédisposante particulière aux climats
chauds ou aux saisons chaudes, cause dont l'action tend à
diminuer, puis à détruire la force de cohésion des molé-
cules du sang.

En cherchant à fixer l'étiologie de la fièvre jaune, je me
me suis attaché particulièrement à approfondir l'étude des
causes prédisposantes. Le monde médical est divisé d'opinion touchant la cause occasionelle de la maladie, c'est-à-
dire sa qualité contagieuse. Je respecte les deux opinions,
et je serais heureux de pouvoir les concilier par les mesures sanitaires que je propose ; il ne resterait plus qu'une

question scientifique, qui touche de moins près la sûreté publique. Cela ne m'empêche pas d'applaudir aux efforts de mes confrères pour l'éclaircir. Je me suis moi-même essayé dans cette carrière en recherchant si la contagion dans les maladies ne serait pas en raison directe de l'énergie du miasme. Nous voyons, en effet, que, dans la peste, par exemple, ce miasme est assez puissant pour que le contact d'un seul pestiféré ou des effets par lui contaminés, ou enfin la présence d'un homme sain dans l'atmosphère * individuelle de ce pestiféré, suffise à la propagation de la maladie ; tandis que dans les typhus (dans la fièvre jaune en particulier) la contagion a besoin d'une amotsphère collective, c'est-à-dire de la réunion d'une quantité de miasmes, pour produire ses effets, surtout si elle n'est pas favorisée par le voisinage de la mer.

J'aurais désiré avoir des faits à citer à l'appui de la proposition que j'ai faite de la ratanhia comme principal moyen préservatif et curatif de la fièvre jaune. Il y a plus d'un an que j'ai adressé à S. Exc. M. le président des Etats-Unis d'Amérique du nord le présent travail. J'en ai expédié successivement des copies à M. le gouverneur de l'île de Cuba et au gouvernement d'Haïti, sans avoir reçu jusqu'à ce jour aucune réponse. J'espère être plus heureux après que la connaissance en aura été répandue par la voie de l'impression.

---

* L'usage pratiqué dans les lazarets de ne laisser approcher les individus sains de ceux suspects de peste qu'à la distance d'un bâton long de plus de deux toises est fondé sur la persuasion où l'on est, d'après l'expérience, que le miasme pestilentiel est impuissant en dehors d'une atmosphère dont ce bâton fixe le rayon.